丁濟萬先生序

夫飲食一道理雖至淺而其用至廣若無足深究者倘以疾病災患論之當知其所關縻重也凡吾人若未病而不慎病必難免既病而不慎病且不測此非余之誇言駭聽實亦事理所必然且亦爲余歷年診治所得之經驗也例如濕温之食葷腥冰瓜之類痧症之食青梅酸斂之品其轉疾之速與夫凶險之狀真有令人措手不及之概諺云病從口入詢非讕言也然則何者當食何者當忌何者食之病何者食之益名稱繁多功效各殊又非一般患病者所能知其詳焉門人程君國樹年方而立頗有志於醫曩年曾入余所辦之中醫

專門學校（現稱中醫學院）肄業畢業後更從余臨診有年平時考試輒冠儕輩設有疑難莫決之處或有複雜奇異之症每虛心叩問必得其詳解而後已其好學有如斯後由余留任母校掌教職幷兼廣益中醫院華隆中醫院醫務後以診務日冗始另設診所數載以還聲譽日起口碑載道余因私心竊喜焉今以診務之餘特編飲食指南一書嘉惠病家造福社會固知其有覩也已樂爲之序

民國二十七年六月孟河丁濟萬識於述善山房

疾病飲食指南小引

飲所以解渴食所以充飢吸嚥而下者曰飲咀嚼而進者曰食人生養素惟此是賴則其所繫豈不重哉然口之於味好惡不同而味之於養損益迥別寒熱與溫涼物體之稟賦各異甜酸苦辣鹹五味之調適殊難得其宜適足以養身失其所亦足以戕命昔賢曰病從口入禍從口出人生之於飲食可不慎乎慎者何毋嗜過偏因體制宜社會人士究烹調而求精潔固不乏人其能注重於性味損益者我知其實鮮因於診務餘暇編輯飲食指南蓋冀平人得之可以預知謹慎病家得之可以知所宜忌也書成之日蒙丁師賜序王西神

先生題眉同學管理平君嚴以平君沈仲理君胡光軒君檢閱指正誌此道謝

程國樹識於海上芍藥醫廬

民國念七年六月

疾病飲食指南總目

疾病飲食指南

醫家程國樹編著

後學陳志惠
朱正馥校閱
高甫松

第一章 蔬食類

葱

「品質」色青無臭氣者良

「性味」辛甘微溫

「功用」利肺通陽疎表散腫治小便閉脹制魚肉諸毒

「食法及宜忌」爲烹飪調和之品氣虛易汗者不可單食忌同蜜食

「民間效方」治小便閉脹取葱白三斤剉炒絹包二個更換熨小腹良久溺出脹止

韮

「品質」肥嫩爲勝春初早韮尤佳

「性味」辛甘溫

「功用」煖胃助陽下氣調營治反胃噎膈胸腹脹痛

「食法及宜忌」供饌可口多食昏神目疾瘧疾瘡家痧痘後均忌禁同蜜食

薤

「品質」根白似蒜而不併葉似韭而中空

「性味」辛溫

「功用」散結定痛利氣寬胸治痢疾後重胸痺刺痛

「食法及宜忌」多食發熱惟氣血阻滯者宜之忌與牛肉同食

大蒜

「品質」白滑者佳獨頭者尤良

「性味」辛溫

「功用」開胃下氣除寒辟疫化滯消積通竅利二便制腥臊鱗介諸毒

「食法及宜忌」其氣臭烈多食昏神損目散氣耗血病者忌之

蒜葉　性味功用與蒜相同

油菜「品質」肥嫩者佳

「性味」辛滑甘溫

「功用」散血消腫破結通腸

「食法及宜忌」煮食可口子可榨油發瘡動疾諸病皆忌

胡荽「品質」嫩者味勝

「性味」辛溫

「功用」散寒透邪避穢下氣解魚腥發痘瘡

「食法及宜忌」冬春採食香美可口多食損目凡病忌之

「民間效方」小兒出痧苟遇天時陰冷以致發而不透者可取胡荽二兩切碎以酒二大盞煎沸蓋定勿使洩氣候溫去滓用綿絞濕揩拭項背手足等處令痧易於透出

冬芥「品質」一名雪裏蕻冬收細葉無毛青翠而嫩者良

「性味」辛甘而溫

「功用」能禦風寒利肺豁痰

「食法及宜忌」根味尤美醃食更勝葷素皆宜

醃冬芥　性平開胃生熟皆佳晒乾密藏病人可食

「民間效方」陳芥露專治肺癰吐膿服之神效法以醃芥露罎盛埋土中久則清澈如水即可取用

白菜「品質」原名菘肥嫩者佳

「性味」甘平

「功用」養胃解渴生津

「食法及宜忌」蔬中美品葷素咸宜醃食晒乾諸病不忌鮮者滑腸不可冷食

黃矮菜「品質」雪後最佳北產更美

「性味」甘平

「功用」養胃

「食法及宜忌」葷素皆宜但宜鮮食味勝珍羞諸病不忌

蔓菁

「品質」一名諸葛菜肥嫩者佳一種根如蘿蔔者名大頭菜

「性味」醃食鹹甘平

「功用」下氣開胃解酒消食

「食法及宜忌」葷素皆宜諸病無忌

蘿蔔

「品質」堅實無筋皮光肉肥者良

「性味」生者辛甘涼熟者甘溫

「功用」生者潤肺滌熱化痰解酒煤麵茄子諸毒並解補藥壅滿消豆腐積殺魚腥氣熟者下氣和中運食子可入藥治痰嗽喘急

「食法及宜忌」葷素皆宜諸病無忌醃曬作腊醬製爲脯皆可充粥菜

「民間効方」法於立冬後取蘿蔔露之任其雨淋日曬霜壓風吹至立春前一日入

甕封藏如未燥透收懸屋內俟極乾入甕專治一切喉症時行瘟疫臨用洗淨濃煎灌服神效

胡羅菔「品質」一名紅羅菔以其皮肉皆紅色黃者亦名黃羅菔堅實甘美者勝

「性味」辛甘溫

「功用」下氣寬腸

「食法及宜忌」切片鹽漬晒乾可以久藏亦可生啖氣帶微燥不宜過食

白花菜「品質」原名羊角菜嫩者味勝

「性味」苦辛微甘微溫

「功用」下氣煎湯可洗痔瘡

「食法及宜忌」動風傷脾不宜多食病人更忌之

菠菜「品質」秋種者良根味尤美

「性味」甘辛微涼

「功用」　開胸膈通腸胃活血潤燥

「食法及宜忌」　大便澀滯及患痔人宜食之驚蟄後不宜食病人忌之

莧菜　「品質」　肥而柔嫩者良

「性味」　甘涼

「功用」　清熱明目滑胎消腫利大小便

「食法及宜忌」　性善動風多食令人脹悶痧脹滑瀉者忌之尤忌與鼈同食

「民間效方」　凡被蛇蜂蜈蚣螫腫急擣莧汁灌服渣敷患處立效

蓬蒿菜「品質」　大葉者勝

「性味」　甘辛微涼

「功用」　清心和胃利腑化痰

「食法及宜忌」　葷素咸宜多食動風

芹菜　「品質」　白嫩者良

「性味」甘涼

「功用」清胃滌熱利口齒咽喉頭目治崩帶淋濁諸病

「食法及宜忌」葷素皆宜煮勿太熟忌與醋同食相傳謂能損齒旱芹味遜性味略同

薺菜

「品質」青嫩者良

「性味」甘平

「功用」養胃和肝治痢辟蟲

「食法及宜忌」鮮美可口宜葷宜素病人可少食

韮

「品質」伏收者良

「性味」辛熱

「功用」散風寒去痰濕溫中定痛降胃止嘔殺鳥獸鱗介穢惡諸毒

「食法及宜忌」可醬漬亦可糟醃多食久食耗液傷營寒濕體及寒症宜之陰虛熱

髓及熱症均忌之如有服藥嘔吐可先用生姜汁三點滴於舌上自止

萵苣「品質」嫩者味勝

「性味」微辛微苦微寒微毒

「功用」瀉熱開胸膈通經脈利二便析醒消食殺蟲蛇毒

「食法及宜忌」可生食可醃爲脯姜汁能制其毒多食昏目病人勿食患冷疾者尤忌之莖葉同功

苦菜「品質」闊而柔軟者勝

「性味」苦寒

「功用」清熱明目涼血解暑殺蟲除黃疸淋痔愈疔瘡

「食法及宜忌」入饌先瀹去苦味脾胃虛寒者忌之不可共蜜同食

「民間效方」血淋溺血苦菜一把酒水各半煎服神效諸疔搽苦菜汁塗敷功能拔毒

蒲公英「品質」一名黃花地丁嫩可為蔬老則入藥

「性味」甘平

「功用」瀉熱化痰散結消癭涼血解毒療疔通乳

「食法及宜忌」虛寒體勿食

金針菜「品質」黃嫩者為上

「性味」甘平

「功用」清熱安心解鬱釋忿醒酒除黃

「食法及宜忌」葷素宜之與病無忌

馬蘭「品質」青嫩者味勝

「性味」甘涼微辛

「功用」清血熱醒酒解毒療痔

「食法及宜忌」蔬中佳品諸病可餐

海帶「品質」短細者良
「性味」鹹甘寒
「功用」軟堅散結行水化濕醒酒消食解煤火毒
「食法及宜忌」。脾胃虛寒者勿食

紫菜「品質」淡乾者良
「性味」甘涼
「功用」和血養心滌煩清熱醒酒開胃治不寐利咽喉
「食法及宜忌」功能清熱消結多食傷中脾胃虛寒者忌之

麒麟菜「品質」原名石華有紅白二種
「性味」甘鹹寒滑
「功用」清上焦客熱久食愈痔
「食法及宜忌」中虛無火者忌食

洋菜　色白成條即石華粉所製成性味功用相同盛暑煎之化成膠凍作爲冷食能解煩渴誠夏令妙品也

海粉「品質」海珠所吐之絲收晒而成
「性味」甘微寒
「功用」清胆熱去濕化頑痰消瘰癧
「食法及宜忌」脾胃虛寒者勿食

髮菜　與海粉相同而功遜之清鮮可口葷素皆宜

苔菜「品質」青輕者勝
「性味」鹹涼
「功用」清胆熱消瘰癧瘿瘤洩脹化痰治水土不服
「食法及宜忌」多食發瘡疥令人面色萎黃

木耳「品質」生於桑樹槐樹者無毒良

「性味」甘平

「功用」補氣活血而能耐饑常食愈崩淋血痢痔患腸風

「食法及宜忌」羹宜極爛葷素皆宜

銀耳

「品質」産於四川者爲佳其他如湖北貴州等省亦有之係一種特殊之青杠樹液質凝結而成中含滋養料甚富

「性味」甘平無毒

「功用」滋陰潤肺

「食法及宜忌」將銀耳放入清水內浸約六七小時俟浸透另換清水以文火燉之待熟濡放入冰糖屑少許卽可飲服患外感病者忌之

香蕈

「品質」包邊圓嫩者佳

「性味」甘平

「功用」開胃活血散風

「食法及宜忌」素饌上品鮮美可口性善動風發散故爲透發痧痘之品痧痘後産後病後均忌

蘑菰

「品質」嫩而無砂者佳

「性味」甘涼

「功用」開胃化痰

「食法及宜忌」味極鮮美葷素皆宜爲透發痧痘之品惟性善動風發病凡病忌之

茭白

「品質」肥大純白者良

「性味」甘寒

「功用」清濕熱利二便解酒毒止煩渴

「食法及宜忌」此物滑利而冷不宜多食精滑便瀉者忌之

茄

「品質」一名落蘇以細長深紫嫩而子少者佳

「性味」甘涼

「功用」活血止痛消瘤腫寬腸殺蟲

「食法及宜忌」葷素皆宜亦可醃晒爲脯動風發病病人忌之性涼而利腸滑者更忌之秋涼後微毒勿食

壺蘆「品質」甘嫩者味勝

「性味」甘涼

「功用」淸熱行水通腸治五淋消腫脹

「食法及宜忌」體虛陽微者不宜多食

冬瓜「品質」皮色純靑多毛味純甘而不酸者良

「性味」甘平

「功用」淸熱養胃行水消瘤治脹滿洩瀉解魚酒等毒

「食法及宜忌」諸病不忌葷素咸宜

絲瓜「品質」鮮嫩者良

「性味」甘涼

「功用」清熱解毒調營行乳通絡道化痰濕

「食法及宜忌」嫩者爲肴老者入藥宜葷宜素多食瀉人

「民間效方」絲瓜葉搗敷治燙火傷甚效

苦瓜

「品質」一名錦荔枝皮多瘣癟如荔子核者佳

「性味」青嫩者苦寒黃熟者甘平

「功用」青者滌熱明目清心熟者滋肝潤脾

「食法及宜忌」青者寒凝中寒勿食熟者可醬可醃

菜瓜

「品質」外皮淡綠越產者色白

「性味」甘寒

「功用」醒酒滌熱

「食法及宜忌」可生食亦可糖醃充果醯醬爲葅多食昏目冷中小兒忌食病目人

及天行病後皆忌之

黃瓜

「品質」 嫩者味勝

「性味」 甘寒

「功用」 清熱利水

「食法及宜忌」 可生食可菹可饌產後疳瘧瀉痢痧痘皆忌之

南瓜

「品質」 色綻黃者佳

「性味」 甘溫

「功用」 補中益氣兼可充飢

「食法及宜忌」 凡時病瘧痢疳脹脚氣痞悶產後痧痘皆忌之

「民間效方」 解鴉片毒用生南瓜搗汁頻灌甚效

芋

「品質」 甘香者良

「性味」 平滑

「功用」補虛健脾利胎化痰

「食法及宜忌」多食滯氣難化令人脹滿

「民間效方」芋艿丸香梗芋艿不拘多少切片晒乾研細末用陳海蜇漂淡大荸薺煎湯泛丸每服三錢陳海蜇荸薺煎湯送下治一切瘰癧甚效（藥舖中有出售）

竹筍

「品質」種類不一以深泥未出土而肉厚色白軟糯純甘者良

「性味」甘涼

「功用」利膈下氣化熱消痰

「食法及宜忌」多食損氣又難消化諸病不宜小兒尤忌

豆腐

「品質」嫩而活者勝

「性味」甘涼

「功用」清熱潤燥生津解毒健脾和胃

「食法及宜忌」　亦可入葷饌冬月凍透者味尤美

附　豆漿煮熟未點者爲腐漿功能清肺補胃潤燥利便並解鹽滷毒漿面凝結之衣揭起晾乾爲腐皮卽腐衣老人宜之點成不壓則尤嫩爲腐化亦曰腐腦榨乾所造者爲千張亦名百叶塊厚者爲腐乾皆屬常肴惟腐乾堅硬難化小兒及老弱病後皆不相宜由腐乾加酒糟或醬製成者名腐乳陳久愈佳最宜病人加皂礬製成者名靑腐乳亦稱臭腐乳

第二章　葷食類

猪

「品質」　種類不一以壯嫩花猪糯而易熟香而不腥臊者良

「性味」　甘鹹平

「功用」　補腎液充胃汁滋肝陰潤肌膚止消渴起尫羸

「食法及宜忌」　多食易生痰濕令人鄙俗一切外感及哮喘瘧痢痧疸霍亂脹滿脚

氣時毒喉痺痞滿疔癰諸病皆忌之

猪皮　甘涼清虛熱治心煩咽痛甚效用時括去油毛

火腿　甘鹹溫凡含[illegible]産者分娩時病愈後食此太早反不生力或致浮腫

脂油　甘涼滋液生津潤燥利腸

猪腦　能治頭風

猪肺　甘平補肺止虛嗽治肺痿欬血上消諸症用時須灌洗極淨煮熟盡去筋膜再煮糜化食和米作粥或同薏仁末爲羹均可

猪心　補心治恍惚驚悸

猪肝　補肝明目

猪腎　極難煮熟毫無補性俗尚嫩食殊不相宜

猪胃　甘溫功能補胃益氣充飢用以補虛甚佳惟須治潔煨糜

猪腸　能治腸風血痔法以猪大腸入槐花末塞滿縛定以醋煮爛擣丸如梧子大每服

二十丸用米飲下久服除根

脊髓　甘平補髓養陰能治骨蒸勞熱帶濁遺精等疾

蹄爪　助血脈充乳汁法以母豬蹄一雙與通草同煮功能催乳

牛肉　「品質」爲反芻類之家畜種類甚多毛色各異其體肥大毛多作黄褐色者爲黄牛

其肉最佳

「性味」甘溫

「功用」益氣補脾養胃

「食法及宜忌」死牛食之令人中毒

牛乳　甘微溫補虛羸潤腸胃能治反胃噎膈

牛角腮　甘溫補髓不足

羊肉　「品質」爲反芻類之家畜以肥大而嫩易熟不羶者良

「性味」甘溫

「功用」　補氣益血暖中壯陽

「食法及宜忌」　時病前後瘧痢疳疸脹滿癲狂哮喘霍亂及痧瘄瘡疥初愈均忌之

羊乳　補寒冷虛乏

雞

「品質」　原禽類以細皮肥大而嫩者勝

「性味」　甘溫

「功用」　補虛强胃

「食法及宜忌」　時疫前後痘疹後瘡瘍後瘧痢等症皆忌之

雞內金　卽雞肫皮炙黑用之功能消食寬中

雞卵　甘平益氣補血清咽開音淸心止渴潤燥除煩

烏骨雞　雞之骨肉黑者是功能補肝脾益肺腎治虛癆益羸弱

鴨

「品質」　水禽類以雄而肥大極老者良

「性味」　甘凉

「功用」滋五臟之陰清虛勞之熱補血行水養胃生津

「食法及宜忌」陽虛脾弱之體及外感未清者忌之

鴨卵　甘寒多食悶人

皮蛋糟蛋鹹蛋味雖香美皆非病人所宜

雀

「品質」老而班者爲麻雀小而黃者爲黃雀

「味性」甘溫

「功用」壯陽氣益精髓煖腰膝縮小便能治血崩帶下

「食法及宜忌」孕婦及陰虛火旺之體忌之

燕窩

「品質」經燕子涎化而成以產於暹邏及南洋羣島等地者爲良

「性味」甘淡平和

「功用」化痰止欬潤肺滋陰補而能清不礙胃家爲患肺病及平素肺弱者常服之聖品

「食法及宜忌」　用清水發透去浮毛文火燉溫和糖少許即可飲服毛燕須用絲綿包裹燉溫去渣飲汁

鯉魚　「品質」　鮮嫩者良

「性味」　甘平

「功用」　通乳汁利小便

「食法及宜忌」　時病後忌之

青魚　「品質」　肥鮮爲勝

「性味」　甘平

「功用」　補氣養胃治脚氣軟弱

「食法及宜忌」　可膾可脯可醉其頭尾極鮮美

「民間效方」　臘月取青魚膽陰乾治喉痺目障惡瘡魚骨鯁皆效

黃魚　「品質」　大而色黃如金者佳（原名石首魚）

「性味」甘溫

「功用」開胃益氣

「食法及宜忌」多食發瘡助熱病人忌之

勒魚「品質」大而產南洋者良

「性味」甘平

「功用」開胃補虛

「食法及宜忌」鮮食宜雄雌者宜鯗多食發風醉者更甚

鯧魚「品質」小而雄者勝

「性味」甘平

「功用」補中益血

「食法及宜忌」可膾可鮓多食發疥動風

鰣魚「品質」鮮肥者良

「性味」甘平
「功用」補氣治虛勞
「食法及宜忌」可蒸可糟諸病忌之

鯧魚

「品質」嫩鮮者良
「性味」甘溫微毒
「功用」補五臟和腸胃治水氣
「食法及宜忌」多食令人發痼患癖中其毒者取蘆根汁解之

鯽魚

「品質」大而雄者勝
「性味」甘溫
「功用」調氣和胃厚腸利水
「食法及宜忌」外感邪盛時勿食餘無所忌煎食則動火

鯿魚

「品質」肥大者勝（原名魴魚）

「功用」補脾養胃利五臟功似鯽魚

「食法及宜忌」疳痢等症忌之

鯡魚「品質」鮮肥者勝

「性味」甘溫

「功用」煖胃

「食法及宜忌」多食助火發瘡諸病人皆忌之

沙魚「品質」鮮嫩者良（即鮫魚）

「性味」甘平

「功用」補五臟解諸魚毒殺蟲蠱愈傳屍勞

「食法及宜忌」煨肉味佳滋陰補血煨臁甚利虛勞

烏賊「品質」南洋所產淡乾者佳

「性味」鹹平
「功用」滋肝腎補血脈理奇經調經帶
「食法及宜忌」可鮮可脯多食補血强筋骨
「民間效方」骨名海螵蛸凡遇跌打出血以此爲末敷之立止甚效

箬魚

「品質」肥大者勝（原名比目魚）
「性味」甘溫
「功用」補氣
「食法及宜忌」多食令人動氣

河豚

「品質」鮮淨者良
「性味」甘溫
「功用」補虛去濕殺蟲
「食法及宜忌」其子食之令人腦悶中毒

「中毒急救法」 用橄欖青蔗蘆根金汁或槐花微炒同乾臙脂等分擣粉水調灌之

帶魚 「品質」 肥大者良
「性味」 甘溫
「功用」 煖胃補虛
「食法及宜忌」 多食令人發疥動風諸病人忌食

海蛇 「品質」 陳久者佳
「性味」 鹹平
「功用」 淸熱化痰消積
「食法及宜忌」 宜生食用蔴油拌之味極鮮美諸無所忌

鰕 「品質」 肥鮮者勝
「性味」 甘溫微毒
「功用」 壯陽吐風痰下乳補胃氣

「食法及宜忌」　多食發風動疾生食尤甚病人切忌

海蝦　性味相同鹽漬暴乾乃不發病開胃化痰病人可食

海參　「品質」　肥大肉厚而軟者勝

「性味」　甘溫而鹹

「功用」　滋腎補血壯陽療痿

「食法及宜忌」　脾弱不運痰多便滑客邪未淨者均不可食

銀魚　「品質」　小者勝（一名鱠殘魚）

「性味」　甘平

「功用」　養胃陰和經脈

「食法及宜忌」　可作乾或與蛋同爲烹飪味極鮮美

鰻鱺　「品質」　湖池產而肥大者佳

「性味」　甘溫

「功用」　治骨蒸勞瘵濕痺風脹陰戶蝕癢

「食法及宜忌」　蒸食頗益人多食助熱發病孕婦及時病忌之

魚翅

「品質」　產南洋且肥嫩者勝

「性味」　甘平

「功用」　補五臟尤有益於肺清金滋陰補而不滯

「食法及宜忌」　時病忌之

田雞

「品質」　肥鮮者勝

「性味」　甘寒

「功用」　解勞熱消水腫補虛損

「食法及宜忌」　多食助濕熱孕婦最忌

鱓

「品質」　肥大腹黃者勝

「性味」　甘熱

「功用」　補虛損利筋骨通血脉治產後虛羸去風寒濕痺

「食法及宜忌」　宜與猪脂同爨多食令人動風發疥時病前後瘧疸脹滿諸病均大忌

「鑑別法」　黑者有毒更有蛇變者項上有白點夜以火照之則通身浮水上或過大者皆有毒不可不愼

龜　爲四靈之一本非食品其殼入藥功能補腎水退骨蒸通任脉潛虛陽

鼈甲

「品質」　背黑而光澤肥大者良（俗名甲魚）

「性味」　鹹寒

「功用」　育陰治虛勞潛陽療骨蒸爲滋陰凉血之妙品也

「食法及宜忌」　宜蒸煮食之或但飲其汁孕婦及脾虛寒濕內盛時邪未淨者切忌之又忌與莧菜鴨卵同食

蟹

「品質」　霜後大而脂滿者勝

「性味」鹹寒

「功用」通經行瘀除熱散結

「食法及宜忌」和以姜醋風味絕倫虛寒人及孕婦忌之又忌與柿同食患之有暴亡之慮

蟹黃

「品質」鮮嫩者良

「性味」鹹平

「功用」補五臟解丹毒止渴調中去酒後煩熱

蚌

「品質」肥大者勝

「性味」鹹寒

「功用」清熱滋陰養肝涼血

「食法及宜忌」可煨食多食寒中外感未清脾虛便滑者忌之

蜆

「品質」殼黃而薄者佳

「性味」鹹寒
「功用」清熱化濕
「食法及宜忌」多食令人發嗽積冷

蛤蜊
「品質」紫口者良
「性味」鹹寒
「功用」清熱止渴降痰軟堅
「食法及宜忌」多食助濕生熱
「民間效方」每三錢蛤蜊入皂角刺末半錢溫酒調服治乳癰頗驗

淡菜
「品質」鮮大者勝
「性味」甘鹹溫
「功用」爲消癭之善藥兼能益血塡精療崩漏帶下
「食法及宜忌」多食令人陽痿不起及脫人髮

干貝「品質」鮮脆者勝原名江瑤柱

「性味」甘鹹溫

「功用」補腎與淡菜同

「食法及宜忌」此物爲海味之冠乾者咀食味美不腥嬌嫩異常

田螺「品質」肥鮮者勝

「性味」甘寒

「功用」利大小便清熱利濕

「食法及宜忌」多食寒中脾虛者忌之

螺螄「品質」鮮淨者勝

「性味」甘寒

「功用」清熱功遜田螺

「食法及宜忌」清明節後不可食

海蜇「品質」鮮嫩者良

「性味」鹹寒

「功用」治胸悶不舒消瘰癧結核

「食法及宜忌」水泡後用醬蔴油糖拌之味極鮮美

鰱魚「品質」肥大者勝(原名鱮魚)

「性味」甘溫

「功用」煖胃補氣澤膚

「食法及宜忌」醃食甚佳多食令人熱中發渴又發瘡疥瘧痢目疾等症亦所在忌

蚶子「品質」產奉化者佳

「性味」甘溫

「功用」補血健胃煖腰治痿痺不仁

黃泥螺「品質」 產寧波者大而多脂佳（原名吐鐵）

「性味」 醎寒

「功用」 益精明目

「食法及宜忌」 可醃食又可葱酒醉食味皆鮮美

第三章　穀食類

白粳米「品質」 頭滿圓者佳以其富有維他命（即生活素）也

「性味」 甘平

「功用」 養胃和脾陳者兼能利濕除煩

「食法及宜忌」 傷寒久熱之後及停滯之症宜煑成粥食之

白秈米「品質」 晚收色白者良

「性味」 甘平

「功用」　養胃氣而充飢

「食法及宜忌」　磨粉蒸糕鬆而不韌病人弱體可作點心凡患病不飢婦人新產咸

證新愈均勿食之

紅米　此米滋養薄弱病人及產婦食之粘膩難化極難復舊

粟米　「品質」　質軟者佳（俗名小米）

「性味」　與秈粳同而性較涼

「功用」　養脾胃

「食法及宜忌」　病人極宜北方人每日早晚食之能強壯身體

糯米　「品質」　粳黏者佳

「性味」　甘平

「功用」　益氣補脾肺

「食法及宜忌」　可釀酒熬餳餅餌若煮粥飯不可頻餐以其性太黏滯難化也小兒

病人尤當忌之炒米香燥助火多食傷津

大麥「品質」大者勝
「性味」甘鹹平微寒
「功用」健脾胃行氣消痞去食積止瀉除渴
「食法及宜忌」妊婦及脾胃無積滯者均忌之

小麥「品質」北產重羅者良
「性味」甘溫
「功用」養肝止崩
「食法及宜忌」多食助濕熱凡瘧痢疳疸腫脹脚氣痞滿痧脹肝胃痛諸病均忌之
「民間効方」治跌打挫腕用白麵同梔子擣勻水調塗治大便久瀉用飛羅麵炒熟每晨加白沙糖或炒鹽調服

玉蜀黍「品質」肥纇者勝

「性味」　甘平

「功用」　和中開胃

「食法及宜忌」　北方農人多食之粟可炒拆白花如拆糯米法

生米仁「品質」　淨純者良

「性味」　甘寒

「功用」　清熱利濕是其所長能治虛勞喘嗽肺痿肺癰胸痺拘攣脚氣淋濁等症

「食法及宜忌」　若津枯便秘及妊娠均禁用

黑大豆「品質」　緊小者佳

「性味」　甘平

「功用」　益陰利水活血宣風

「食法及宜忌」　鹽水煮食能補腎服厚朴者忌之服蓖麻子者犯之必死性滯壅氣小兒不宜多食

「民間效方」 辟谷救荒方 黑豆（淘淨蒸極透晒乾如是三次）磨細末 柿餅（蒸去蒂核）與豆末等分擣丸如雞子大每細嚼一丸津液嚥下勿用湯水可終日不飢遠行攜帶甚便且可任吃諸物絕無禁忌又能滋補脾腎而治噎食便瀉等病

黃大豆

「品質」 肥大者勝

「性味」 甘平

「功用」 寬中利腸

「食法及宜忌」 此物可作腐漿醬榨油爲日用必須之品性善壅氣生痰動嗽發瘡疥令人身重面黃不宜多食

「民間效方」 凡小兒痘疹生於要害者以生黃豆嚼爛厚敷之即移生他處又痘後癰毒嚼生黃豆塗之即潰浸胖搗塗諸癰瘡亦妙

菉豆

「品質」 緊小者佳

「性味」 甘涼

「功用」　清熱利水

「食法及宜忌」　煮食可清膽養胃解暑止渴以此為粉作餻餌素饌食之功能清積熱解酒濕諸毒惟脾胃虛寒滑洩者忌之合鯉魚炸食久則令人肝黃成渴病

「民間效方」　暑月痱瘡用菉豆粉滑石和勻撲之

赤豆

「品質」　緊小色赤者佳

「性味」　甘平酸

「功用」　消水行血

「食法及宜忌」　多食耗液蛇齩者百日內忌之

「民間效方」　治水腫脚氣用赤小豆一斗煮極爛取汁五升溫漬足膝兼食小豆粥勿雜食神效

蠶豆

「品質」　鮮嫩者勝

「性味」甘平略澀

「功用」補中止瀉益氣快胃厚腸

「食法及宜忌」嫩時剝爲蔬饌味極鮮美老則煮食可以代糧炒食可以爲肴中氣虛者食之令人腹脹

「民間效方」誤吞金銀物者煮蠶豆同韭菜食之物自大便同出神效以其花作露治吐血或痰內帶血亦奏奇功

扁豆「品質」嫩而白者勝

「性味」甘平

「功用」消暑健脾升清降濁止吐治利

「食法及宜忌」患瘧者忌之

「民間效方」赤白帶下白扁豆爲末米飲下每服二錢砒石諸鳥獸肉中毒生白扁豆末冷水和服

刀豆「品質」扁平而淡紅色者良
「性味」甘平而溫
「功用」溫中下氣降濁止穢
「食法及宜忌」病偏於熱者忌之
「民間效方」治病後呃逆不止以其子燒存性白湯調服二錢即止頗效

薯蕷「品質」懷產色白者勝(一名山藥)
「性味」甘平而濇
「功用」養陰益氣和胃健脾止瀉固精
「食法及宜忌」腫脹氣滯諸病均忌

甘藷「品質」皮赤無筋味甘者良(一名番薯又名山薯)
「性味」甘溫
「功用」補脾胃益氣力

「食法及宜忌」 凡時疫瘧痢腫脹便祕等症皆忌之

飴糖

「品質」 以糯米熬者勝

「性味」 甘溫

「功用」 補中益氣養血

「食法及宜忌」 凡中滿吐逆痘瘧疳膨便閉牙痛水腫目赤等症皆忌之多食且能助濕熱動火生痰

芝麻

「品質」 色黑者良

「性味」 甘平

「功用」 養肝益血滋腎潤腸治耳鳴耳聾目花頭眩諸症

「食法及宜忌」 性偏於補時邪外感忌之

第四章 調和類

麻醬「品質」細而香者勝
「性味」甘而且香
「功用」醒胃澤枯
「食法及宜忌」入鹽少許以冷清茶攪之味極可口羸老孕婦乳媼嬰兒臟燥瘡家及茹素者藉以滋濡化毒不僅爲肴中美味也

脂麻油「品質」淨純者勝
「性味」甘涼
「功用」潤燥解毒殺蟲消腫
「食法及宜忌」烹調肴饌葷素咸宜諸病無忌惟大便滑瀉者禁之
「民間效方」小兒丹毒湯火灼傷生蔴油塗浸併飲之中蠱毒及砒石河豚毒多飲生麻油卽吐出

豆油「品質」淨純者良

「性味」甘辛溫

「功用」潤燥解毒殺蟲並可燃燈

「食法及宜忌」熬熟可入烹炮時病諸症忌之

茶油

「品質」淨純者良

「性味」甘平溫

「功用」潤燥殺蟲消火丹腫毒外用塗湯火傷刮痧調搽藥皆妙

「食法及宜忌」凡時感痧脹目疾喉症及欬血痞瘍痧痘瘧疾產後均忌之

鹽

「品質」宿久滷盡色白而味帶甘者良

「性味」鹹涼

「功用」引火下行潤燥清熱滲濕殺蟲並能止血

「食法及宜忌」病水腫者忌食

「編者按」西藥房中有一種生理食鹽水注射液即以此物經嚴密之滅菌消毒熔

閉於中性無菌管中凡遇急慢性失血大量出血霍亂時之脫水尿毒症等可以此行皮下或靜脈注射用後能使血壓恢復排除體內毒素其他如心臟衰弱亦可用以救急以此觀之若遇大量出血（咯血腸胃出血子宮出血等）之症可以用普通食鹽置於少量水份中溶解而成濃量食鹽水灌服即止頗能救急於萬一

醬油

「品質」金華蘭谿造者佳

「性味」鹹平

「功用」利腸除熱爲調和物味之良品也

「食法及宜忌」痘痂新脫時食之則瘢黑故忌之

「民間效方」湯傷未成瘡者以醬油塗之神效

醋

「品質」陳久而味厚氣香良

「性味」酸溫

「功用」 開胃養肝醒酒消食解魚蟹鱗介諸毒

「食法及宜忌」 性主收斂風寒欬嗽外感瘧痢初病均忌

「民間效方」 湯傷醋淋洗又諸腫瘍醋調大黃末塗亦效

糟

「品質」 以杭紹白糯米造不榨酒而極香者勝

「性味」 甘辛溫

「功用」 醒脾消毒殺魚腥毒

「食法及宜忌」 拌鹽糟藏諸食物味皆美嫩惟發風動疾痧痘產後咽喉目疾血證疥瘡均忌之

蜜

「品質」 色白起沙者勝

「性味」 甘平

「功用」 滋潤肺與大腸並能潤澤肌膚

「食法及宜忌」 痰濕內盛脹滿嘔吐者忌之

「編者按」蜜之主要功效無非取其甘潤之力故以之治燥結便秘頗有奇效觀乎西醫有用蜜錠以通便有用淨甘純油以潤腸以及國醫用蜜煎導法等皆取其甘潤之力也

川椒　「品質」產四川肉厚者勝

「性味」辛熱

「功用」溫中下氣煖腎袪寒壯元陽殺諸蟲可制魚腥毒

「食法及宜忌」多食令人動火墮胎陰虛內熱者忌之

花椒　辛溫調中下氣治吐逆疝瘕用以醃肉其味尤美

胡椒　大辛大熱治心腹冷痛反胃吐利霍亂氣逆及魚鼈蕈毒等多食令人損肺吐血走氣助火昏目發瘡

辣茄　又名（辣椒）（辣虎）辛苦而溫降逆散寒治霍亂嘔吐吞酸胸滿疝瘕脚氣等症陰虛內熱忌食

丁香「品質」香味濃厚者勝
「性味」辛溫
「功用」煖胃散寒解穢除噦制酒肉魚蟹瓜果諸毒
「食法及宜忌」陰虛內熱人忌之
「民間效方」丁香一兩爲末川椒六十粒和之絹囊盛佩可以辟穢免疫
桂花「品質」火黄色且香味濃者佳
「性味」辛溫
「功用」辟臭醒胃化痰
「食法及宜忌」蒸露浸酒鹽漬糖收造點作餡味皆香美悅口
玫瑰花「品質」鮮而香者勝
「性味」甘辛溫
「功用」芳香辟穢舒鬱散結利氣和肝亦可消乳癖

「食法及宜忌」蒸露烹茶均可釀酒亦佳忌見火

菊花「品質」深秋時開者勝

「性味」甘涼

「功用」疎風平肝治頭風瘰目疾

「食法及宜忌」蒸露釀酒均佳苦者勿用

薄荷葉「品質」蘇產者良

「性味」辛涼

「功用」散風熱舒鬱痛辟穢惡瘰癧瘡

「食法及宜忌」多食令人虛冷陰虛發熱欬嗽自汗者忌之

茴香「品質」大者勝

「性味」辛甘溫

「功用」調中開胃止痛散寒

「食法及宜忌」下焦多火陽強易舉者勿食

第五章　水飲類

天雨水「品質」宿久澄澈者良

「性味」甘涼

「功用」淸上焦之熱

「食法及宜忌」煎發散及中氣不足淸氣不升之藥宜之

露水「品質」在稻頭上非上荷花菊花上等處者佳

「性味」甘涼

「功用」養胃生津淸心退熱止渴明目

「食法及宜忌」煎潤肺之藥宜之

冬雪水「品質」淨純色白者佳

「性味」甘大寒

「功用」解熱止渴治天行瘟疫暑暍霍亂

「食法及宜忌」煎瘟疫熱狂之藥宜之

井泉水「品質」新汲者良

「性味」甘淡平

「功用」清下焦之熱能治一切暑熱陽症

「食法及宜忌」鹹渴者勿食煮飯補陰中之陽

「民間效方」中煤炭毒以此灌之即甦

乳汁「品質」濃白甘香者勝

「性味」甘平

「功用」滋陰養血助液濡枯補胃充肌

「食法及宜忌」脾弱氣虛膏粱濕盛不宜飲之反有滑瀉釀痰減發痞悶之虞

茶

「品質」　收藏不洩氣者良

「性味」　微苦微甘而凉

「功用」　清心神醒睡除煩肅肺胃明目解渴

「食法及宜忌」　不渴者勿飲

諸露

凡穀菜果瓜草木花葉諸品具有水性之物皆取其新鮮及時者依法入甑蒸留得水名之爲露用得其宜遠勝諸藥其功用概可分爲二種一化氣歸筋二化血歸脉然則穀菜果瓜草木花葉諸品性味功用稍殊故其成露後之如何適合病者之問題須聽醫生指示或翻閱此册之各品功用然後施用爲宜

酒

「品質」　陳久者良

「性味」　苦甘辛

「功用」　行經絡通血脈

「食法及宜忌」　多食令人耗散氣血助濕生痰經久則釀成胃病

酒釀「品質」冬製者耐久藏
「性味」甘溫
「功用」補氣養血助運化充痘漿
「食法及宜忌」多食助濕熱

燒酒「品質」汾州造者最勝
「性味」性烈火熱遇火卽燃
「功用」治陰寒腹痛最捷
「食法及宜忌」以其性烈孕婦飲之能消胎氣陰虛火體切勿沾唇

第六章　果食類

梅「品質」肥脆而不帶苦者佳
「性味」酸溫

「功用」斂肺濇腸生津止渴定喘安蚘開胃安神醒酒殺蟲止嘔斂汗

「食法及宜忌」多食令人損齒生痰助熱凡痰嗽疳膨痞積脹滿外感未清女子天癸未行及婦女汛期前後產後痧痘後均忌之

「民間效方」久崩久痢便血日久烏梅燒存性研米飲下二錢蚘蟲上行蚘結腹痛烏梅煎湯飲

杏

「品質」大而甜者勝

「性味」甘酸溫

「功用」潤肺生津止欬下行

「食法及宜忌」產婦小兒忌之其核中仁味苦入藥不堪食

叭達杏「品質」闊扁尖彎如鸚哥嘴者良

「性味」甘涼

「功用」潤肺補液濡枯仁堪潤燥止嗽下氣養胃化痰

「食法及宜忌」 雙仁者有毒勿用寒濕痰飲脾虛腸滑者忌食

桃

「品質」 以晚熟大而甘鮮者勝

「性味」 甘酸溫

「功用」 補心活血解渴充飢

「食法及宜忌」 熟透啖之多食令人生熱發癰癤

附 別有一種水蜜桃熟時吸食味如甘露生津滌熱洵是仙桃

李

「品質」 甘鮮無酸苦之味者佳

「性味」 甘酸涼

「功用」 清肝滌熱活血生津

「食法及宜忌」 多食生痰助濕發瘧痢脾弱者忌之

栗

「品質」 錢塘產者良

「性味」 甘平

「功用」 益氣厚腸止瀉耐饑

棗

「食法及宜忌」 外感未去痞滿疳積瘧痢瘰癧產後小兒病人不飢便祕者並忌之

「品質」 北產大而堅實肉厚者勝

「性味」 鮮者甘涼乾者甘溫

「功用」 鮮者利腸乾者補脾胃滋營液安心神

「食法及宜忌」 多食則中滿小兒忌之

紅棗

氣香味較清醇開胃養心醒脾補血

梨

「品質」 北產略無酸味者良

「性味」 甘涼

「功用」 養陰潤肺清胃通腸

「食法及宜忌」 中虛寒瀉乳婦金瘡家忌之

柿

「品質」 以大而無核熟透不澁者良

「性味」 鮮者甘寒乾者甘平

「功用」 鮮柿養肺胃之陰乾柿健脾補胃潤肺澁腸

「食法及宜忌」 凡中氣虛寒肺經無火風寒作嗽及產後病後瀉痢瘧疝痧痘之後均忌之

石榴

「品質」 紅而皮薄者良

「性味」 甘酸溫澁

「功用」 澁腸止洩治久痢下血崩帶脫肛

「食法及宜忌」 多食損肺傷齒助火生痰最不益人

橘

「品質」 無酸味而少核者勝

「性味」 甘平

「功用」 潤肺開胃消食解渴

「食法及宜忌」 多食生痰聚飲風寒欬嗽方有痰飲者忌之

金橘「品質」少核者勝（一名金柑）
「性味」甘溫酸
「功用」醒脾下氣化痰止渴
「食法及宜忌」以金橘入糖製成餅功能消食下氣開膈醒酒或生食蜜漬皆佳

佛手「品質」金華産者勝
「性味」辛溫
「功用」利氣寬胸消食止痛辟惡解醒
「食法及宜忌」多食令人耗損正氣虛人忌之

枇杷「品質」大而純甘獨核者良
「性味」甘平
「功用」潤肺止渴滌熱生津
「食法及宜忌」多食助濕生痰脾虛滑瀉者忌之

山楂「品質」以義烏產者勝
「性味」酸甘
「功用」健脾氣消積滯
「食法及宜忌」多食損齒嘈煩易飢

楊梅「品質」大而純甜者勝
「性味」甘酸溫
「功用」止渴消痰下氣除煩解醒止痢
「食法及宜忌」多食令人發熱衄血損齒及筋

櫻桃「品質」無酸而大甘甜者勝
「性味」甘熱
「功用」溫中
「食法及宜忌」不宜多食諸病皆忌小兒遠之

銀杏

「品質」 白者佳（一名白果）

「性味」 甘苦而澀

「功用」 熟者煖肺益氣定喘斂嗽止帶濁縮小便生煮消毒殺蟲滌垢化痰降濁

「食法及宜忌」 多食令人壅氣小兒發驚動疳

「民間效方」 女子白帶用白菓十餘枚清晨以豆漿送下久服頗效

胡桃

「品質」 殼薄肉厚味甜者良

「性味」 甘溫

「功用」 潤肺益腎利腸治痿強陰

「食法及宜忌」 肺有熱痰腎虛火熾者勿食

桂圓

「品質」 核小肉厚味純甘者良（原名龍眼肉）

「性味」 甘溫

「功用」 補心益脾療健忘怔仲及一切思慮過度勞傷心脾血不歸經等症

「食法及宜忌」外感未清內有鬱火飲停氣滯等均忌之

橄欖「品質」香輭多汁者勝

「性味」甘酸濇平

「功用」清肺開胃生津下氣化痰除煩喉病甚佳

「食法及宜忌」病人多食令氣上壅

「民間效方」河豚魚鼈諸毒諸魚骨鯁橄欖擣汁或煎濃湯飲服即解

榧子「品質」細而殼薄者良

「性味」甘澀而濇

「功用」潤肺止嗽化痰開胃殺蟲消穀

「食法及宜忌」多食助火熱嗽非宜

落花生「品質」肥白香甘者良（一名長生果）

「性味」甘平

「功用」　潤肺養胃治水腫脚氣與赤豆同功

「食法及宜忌」　有火者但宜煑食

西瓜　「品質」　極甜而作梨花香者勝

「性味」　甘寒

「功用」　解暑熱除煩渴利便醒酒

「食法及宜忌」　多食傷脾助濕

藕　「品質」　肥白純甘者良

「性味」　甘寒

「功用」　涼血行瘀止渴除煩療小便熱淋上焦痰熱

「食法及宜忌」　生食宜鮮嫩煑食宜壯老性偏於涼一切寒症忌之

藕汁　功能止血

藕粉　以老藕搗浸澄粉爲產後病後衰老虛勞之妙品宜乎自製因市上所售眞者極少

有以荸薺粉葛粉等製成者胃弱食之易傷津液切須留意

蓮子（原名蓮實）鮮者甘平清心養胃治噤口痢乾者安神補氣固精厚腸

芡實「品質」肥者勝

「性味」甘平而澀

「功用」補脾益腎固精治二便不禁帶濁洩瀉等症

「食法及宜忌」多食不易消化

菱「品質」殼薄肉嫩者勝

「性味」甘寒

「功用」清熱消暑止渴解酒

「食法及宜忌」多食損氣助濕胃寒脾弱人及患瘧痢病均忌之

慈姑「品質」薄肉嫩者良

「性味」苦甘微寒

「功用」　破血通淋滑胎利竅消痰餘毒

「食法及宜忌」　多食令人發痞動血損齒生風及痔漏崩中帶下脚氣癱瘓失血等症更忌之

百合

「品質」　產南京荒山田野中只小純白者勝

「性味」　甘寒微苦

「功用」　淸心保肺治欬留神爲淸養肺藏之良品也

「食法及宜忌」　外感欬嗽諸證愼勿食之

荸薺

「品質」　鮮而肉嫩者良

「性味」　甘寒而滑

「功用」　消痰熱寬胸膈

「食法及宜忌」　凡寒中及孕婦均忌食

甘蔗

「品質」　皮靑園大節稀形如竹竿者勝

「性味」　甘涼

「功用」　清熱和胃潤燥消痰止渴醒脾

「食法及宜忌」　凡胃寒嘔吐中滿滑洩者忌之

赤沙糖「品質」　味不帶酸苦者佳

「性味」　甘溫

「功用」　煖胃緩肝散寒活血舒筋止痛產後食之取其行瘀之功也

白沙糖「品質」　白者爲良

「性味」　甘平

「功用」　潤肺和胃生津

「食法及宜忌」　多食令人亦有損齒生蟲之弊濕熱未清諸糖並忌

煎藥常識

煎藥手續

大都發散之藥及芳香之藥不宜多煎取其生而疎邊補益滋膩之藥宜多煎取其熟而停蓄此其總訣也

煎藥罐具宜洗滌潔淨如油膩等類弗使附着於上其已曾煎煮他藥者宜用冷水浸一晝夜去其先煎吸收入內之成分與藥氣

煎藥之水除醫者註明用何種水外總宜以新鮮爲主鹽水礦水均須避免

煎藥材料木炭爲宜除辛散等藥外火力均不宜過猛蓋猛則藥力揮發於水汽中且易煎乾致成焦枯

煎藥水量以浸過藥物略高爲度辛散者以其水煎去三分之一爲則滋膩者置水宜較多以其水煎去三分之二爲則

一　煎藥須要關心病者之人經手庶幾時時留意不至過多過少若假手傭僕知識淺陋難免遺忘後下自加等藥物與過時乾枯之弊

研末吞服藥

犀黃　猴棗　馬寶　珠粉　羚羊角　犀角　肉桂　伽南香

另煎冲服藥

人參　西洋參　蛤蚧　鹿茸　霍山石斛　燕窩　白芨　諸品仙膠

先煎藥

虎骨　鹿角　龜版　鱉甲　玳瑁　石決明　瓦楞子　蛤殼　牡蠣　貝齒　石英　石燕　珍珠母　靈磁石　代赭石　石蟹　蛇含石　海浮石　寒水石　花蕊石　自然銅

杜仲　鵝管石　天竺黄　石蓮子　刀豆子　石斛　野朮　附子

後下藥

薄荷　檀香片　沉香片　桂枝　降香片　肉桂片　木香　茴香　藿香　佩蘭　砂仁

豆蔻　鉤籐　細辛　代代花　玫瑰花　薔薇花　月季花　綠梅花　紅梅花　佛手花

包煎藥

旋覆花　茅針花　白茅花　枇杷葉　辛荑花　諸丸藥粉末

醫家程國樹診例

時間　門診　上午九至一時
　　　出診　下午一時後

診金　門診　六角
　　　出診　二元八角　三元八角　四元八角
　　　過早過晚加倍　附診照門診例

診所　麥根路西首康腦脫路三十九弄（三德坊）
　　　十九號電話三四〇〇四

治驗錄目錄

治驗錄目錄

治驗錄

甲 痧子驗案

痧子，浙江稱爲瘄，北人謂之疹子，閩粵之間，皆名曰痲，其原因爲小兒各組織中之毒素，被天行時氣引動而發，觀夫痧子之發，必密佈遍身，無微弗至，卽顯示小兒各組織中，悉含有毒素，故無處不洩也，惟當溫度適宜，看護合法，决無夭折之理，今以治驗醫案，節錄數則於後。

其一

達昌洋行王燮明君女公子二歲，時當新正，王君偕乳母抱之來寓，已寒熱三四日，咽紅齦腫，因時疫痧子流行，故未與涼遏，改用辛涼，翌晨王君又來寓，謂已出痧矣，往視之，果頭面頸項膚裏紅點隱隱，欬嗆氣急，幸昨日所投劑中，有荆芥、薄荷等味，惟思時屆嚴冬，天寒地凍，毛孔固密，肺氣閉塞，欲其透達，非麻黃不爲功，遂投麻黃、浮萍、葛根、紫菀等，一劑而汗出痧透，後經

調治而安，倘初起即與涼遏之品，禍不旋踵矣，

其二

浙人袁樵泉先生，因甯地風雲緊張，闔家遷滬，暫寓西區普陀路二百零四號，其文孫五人，均先後觸發時疫痧子，其中以陽春最劇，甫週歲，即淡如君之公子，出痧回期太速，以致氣促鼻煽，哭涕不得，欬嗆吐乳，便洩，神蒙，四肢欠溫，險象環生，邪將內閉，亟投麻黃葛根浮萍薤白頭菖蒲桂枝尖以開肺達邪，豁痰宣竅，服後涕淚略得，氣急神蒙如故，去葛根浮萍薤白頭桂枝尖，加玉金膽星蘇合香丸以降氣溫開，氣急遂平，神識略清，轉爲唇紅舌燥，陰液暗耗，邪熱未淨，改去蘇合香丸，更加川貝竹茹嫩勾屯天將殼麥芽之屬，漸得向愈，

其三

陸寶寶五歲，住武定路駿壽里一號，感受時疫痧子，經投疎透，痧子出齊，隨佈白痦一層，肌熱

纏綿，改進芳香淡滲之品，如佩蘭雞蘇散米仁通草之屬，而熱漸退，隔旬日患兩耳流膿，顯係痧毒蒸蒸之故，與清涼解毒法，調理半月而愈。

其四

武定路同河里五十一號時寶寶，痧佈頭面甚少，卽見大便溏泄，書謂痧子最忌此症，蓋恐其正氣受傷，痧邪有內陷之慮，急用升麻葛根扁豆石榴皮等升提止濇之品，一劑而便泄止，二劑而頭面四肢痧子透齊，是夜忽病勢陡變，清晨其母來寓邀余速往診治，不料痧子驟回，氣急鼻煽，涕淚不得，面色青滯，邪熱閉肺，危險極矣，勉擬麻黃菖蒲開肺達邪之劑與服，幸見轉機，後經調治半月而愈，筆記及此，忽憶及前年某日深晚，接友人高君叔均來電，謂小女痧子驟回，病勢危殆，請速往診，至則見其氣促鼻煽，哭泣不出，面色青白，痧子全回，已無生望，本當謝去，因友誼難却，勉擬生麻黃一錢五分西河柳一錢五分紫浮萍一錢五分灌服，翌晨高君又來電謂已痧出氣平，再診果然痧點滿佈，氣平欬嗆，面轉紅潤，改與輕劑而安，今已就學於某小學云，此案誠出余意料之外，亦平生一快事也。

其五

竺君懷卿年五十餘，僅得一子，愛護逾恆，生甫週歲，肥胖可愛，時二月間，患寒熱欬嗽，氣急痰多頗劇，經余診治，投以開肺疎邪豁痰平氣之劑而瘥，至四月因天時不正，觸發時疫痧子，未齊先回，肌熱便溏，神迷不欬，四肢欠溫，此係痰阻肺閉，邪鬱不達之象，卽進淨麻黃、桂枝、尖粉、葛根、仙半夏、薤白頭、白芥子、生紫菀、西河柳等二劑，而痧子齊全，嘔吐粘痰甚多，覆診改去麻黃、桂枝、薤白頭、西河柳，加入牛蒡、杏仁、象貝、蟬衣、元荽之品，得以化險爲夷，愈後囑其常服珍珠化痰丸，余謂此症重在豁痰，痰化則肺宣邪達，痧自透矣，竺君現居武定路愼餘里十三號。

其六

戈登路武林邨三十一號冒君彝生二子，向爲余診治，二十六年三月間，其大者出痧愈後，小者亦接踵而發，初頗順利，方同之際，忽然氣急鼻煽，欬嗽不出，狀殊兇險，急投麻黃、紫菀、葛根等以開肺達邪，二進而氣急稍安，欬嗽不止，餘邪逗留，肺氣不宣，照前方除麻黃、葛根，加牛蒡、桑葉、欵冬、夕利等而起，後蒙贈雙影一幅，以留紀念，殊爲活潑天眞，冒君現供職於鹽務局云。

其七

火君文之，住卡德路爾照里，其少君患欬半月未愈，其母挈之來寓診治，據云欬則陣作，氣急痰多，面紅耳熱，必至嘔吐粘痰而暫止，余謂此蹩咳也，由風痰互阻而成，遂與三拗湯合三子養親法，服後氣急略平，得瀉粘痰甚多，而欬嗽如故，良以肺經痰火蘊伏，一時不易清澈，改方加百部、款冬、桑皮、葶藶，隨手而效，其後女公子出痧，亦經余治愈。

乙　肺風驗案（卽肺炎）

肺風，卽西醫所謂之肺炎是也，余非敢以新奇眩人，實因時俗所趨，便於認識，故從之，病因以痰爲主，風寒燥火諸邪外客爲標，甚則肺閉瘈厥，變生不測，且此症與白喉喘急頗有雷同，惟白喉則喉爛，而肺炎則否，臨症時當審咽喉，方盡診斷之能事也，

其一

新閘路斯文里一百九十五號朱寶寶，欬嗽不出，氣急鼻煽，哭泣涕淚不得，喉中痰聲漉漉，脈象沉細，舌苔白膩，斷爲邪痰阻塞肺閉重症，初投淨麻黃八分、川桂枝四分、薤白頭二錢、白芥子一錢半、淡干姜八分、烏附塊八分無效，覆診附塊加至一錢半、更加蘇合香丸一粒，進服二劑後，氣急漸平，哭泣有聲，涕淚亦得，面轉紅活，煩躁不安，照前方去蘇合香丸，加生石决六錢、以平肝，又二劑而欬暢，反神迷嗜臥，撤石决、薤白，加胆星一錢半、菖蒲一錢半、以清神開竅而安，又診友人王君介公之次公子肺風，經投麻黃葶藶數劑遂瘥。

其二

數年前同學管理平兄邀余往診其令叔一鳴君之小公子，身熱欬嗽，轉成肺炎，哭泣涕淚俱無，面青肢冷，症已垂危，生機幾微，同爲勉擬蘇合香丸、至寶丹、生廝黃、鮮石菖蒲、陳胆星、天將殼等以開肺達邪，冀幸萬一，並囑另研蘇合香丸一粒，頻頻灌服，是夜氣急稍平，翌晨仍照原方減用蘇合香丸一粒與服，三診則涕淚已得，肢温面潤，頻頻索乳矣，漸經調治半月而愈，闔家喜形於色，稱謝不置，管君現服務於牛莊路友聲旅行團，並介紹余爲該團醫藥顧問。

丙、白喉喉風驗案

白喉古無此症，故少專書，社會人士目爲西醫所擅治，實非確論，夫白喉病症，雖由疫毒傳染，要必先因病者宿有蘊熱，潛伏於肺胃之間，阻礙其排洩之作用，迨病毒之侵襲而後成，清季諸賢，頗多良方，投之中肯，誠有起死回生之功也。

其一

羅小姐十二歲，住麥特赫斯脫路駿尉里一號，去年臘月，天暖無雪，秋燥餘氣未盡，伏火循經上升，肺經首當其衝，陰分大受劫爍，起卽寒熱，咽喉白腐滿佈，勢甚兇惡，兼有外感，頗難措手，姑與辛涼清解，一劑熱退，而白腐依然未化，卽撤去表藥，重用生地、石斛、沙參、石膏、元參、麥冬、等，外吹自製金不換散及漱喉藥水，迭進數劑而愈。

又同月治武定路同河里馬姓女白喉，初起三日未更衣，卽依前法加生川軍、陳金汁，大便得下，去川軍，續服三劑亦安，以上二案始終用滋陰清肺湯以育陰清降，夫白喉一症，吾國醫良方甚多，投之的當，効如桴鼓，惜國人眩於西醫手術，棄方藥而不顧，漫謂白喉國醫無治法，試觀前案，豈其然耶。

其二

喉痧一症，泰西名猩紅熱，以言其形也，發於夏秋者少，春冬者多，乃因冬應寒而反溫，春應溫而反冷，經所謂非其時，而有其氣，釀成疫癘之邪也，其邪從口鼻入於肺胃，咽喉爲肺胃之門戶，而適當其衝耳，友人陳君藝林之長公子二星君，今春寒熱，起卽咽痛，煩躁便閉，經投辛凉疎透，一劑而紅痧佈發，壯熱口干，咽痛腫紅，改進辛凉淸解，外吹自製玉鑰匙，二劑而咽痛減，腫紅較輕，紅痧密佈，腑行熱減，再參凉營生津之品而愈，余臨床十載，診治爛喉喉痧，不下千餘人，都能十全，昔云喉痧一症，重痧不重喉，痧透一分，則喉症減輕一分，經驗之言，信不我欺。

丁　傷寒驗案

內經熱病論云，今夫熱病者，皆傷寒之類也，必先傷於四時之氣而後成，故難經又云，傷寒有五，有中風，（卽傷風）有傷寒，有濕溫，有熱病，有溫病，故西醫所謂腸窒扶斯，與國醫自有不同之點，論其症狀變化，煩複異常，醫者惟有循四時，適氣候，以爲治療之標準，余溯從丁師甘仁敎誨，及後臨症，尤喜研究，十載以還，頗多心得，故經余診斷醫藥者，結果十九良好，用敢貢獻數言，茲將該病症狀，約略述之，蓋傷寒最著之症狀，爲綿延不退之熱，且有定型，故以七日爲一候，一候不解，須待二候，二候以上，防其佈發紅疹白痦，當此之時，尤須慮內陷虛脫熱盛神昏等病變，至於其他看護之注意，飲食之調節，均有關病之進退，生命之安危，病家切宜愼重。

其一

八一三滬戰爆發，南北兩區人士，相率遷居，友人榮君培錦，避寓法租界福履理路時值天氣酷熱，起居失常，是月其五公子肇綸壯熱二天，忽然痙厥不語，急電余往診，灌以紫雪丹而少甦，旋經西醫治療，熱終不退，至九月二日晚，忽加腸出血，血色鮮紅夾紫，神識昏憒，脈象細數，熱在華氏一百零四度以上，危險萬分，投以白頭翁、合生地、知母等，便血頓減，熱仍不解，二診加清水豆卷、葛根、銀喬，至二候而熱勢轉爲早輕暮重，遂以柴胡、白薇、易豆卷、葛根，連服二劑而熱勢稍淡，欬嗽痰多，加入蛤殼、川貝、蘆根之屬，至三候而熱退，雖形肉大削，幸童年純陽，易於恢復，繼進潞黨參、于朮、歸身、白芍、遠志、谷芽、香稻葉露等調治一月而康復。

又戈登路九百九十四弄一百零三號朱姓寶寶年三齡，患暑溫壯熱無汗，神迷煩躁，初與香薷飲加減，是夜陡然兩目直視，手指抽搐，神昏不語，涕淚俱無，此暑邪不從表解，而反內閉，引動肝風，急投神犀丹、鮮石菖蒲、天竺黃、水炒川雅連、生石決、帶心連喬等清暑開泄；服後神識頓清，痙厥遂止，翌晨複診，壯熱已淡，哭涕亦得，除神犀丹，加勾屯、薄荷、玉金、龍齒而愈。

其二

強君英才，為六家兄漁舟之摯友，又為寄親，其長公子梅卿君，於四年前患濕溫症，濕重於熱，濕遏熱伏，化濕重於清解，濕化而痦佈，其熱漸退，病經四候，形肉大削，後以參朮等調治而健康逾恆矣。

今春經友人孫君耀山介紹診治趙主教路華邨十一號曹駿白君少君濕溫症，熱度高至華氏一百零四度，汗出不解，投以豆卷、葛根，一候而熱減至一百零一度，旋又熱高佈痦，改用甘露消毒丹、香青蒿以清解透痦，二候而痦化熱退，又因不戒於風，風邪乘虛襲肺，以致咳嗽頻作，面目微浮，與去風宣肺之品遂安。

旋蒙介紹其令親周君女公子診治，初患痧疾，繼出痧子，痧後亟欬不已，適因霉令，又染濕溫，熱勢延綿，經旬不解，欬嗽頻作，氣急神疲，形瘦色萎，擬靑蒿、佩蘭、杏仁、象貝、橘絡、蘆根之屬，令服數劑後，表熱較輕，裡熱仍熾，減靑蒿、佩蘭，加鱉血拌銀柴胡、香白薇、川貝、蛤殼，熱漸輕而欬嗽依然，參入南沙參、石斛、款冬、遠志之類而愈。周君住薩坡賽路三德坊廿八號。

其三

王西神先生長孫公子貞雲君長公子名寶田，年十三，生多疾病，羸弱殊甚，前年冬，患冬溫，纏綿匝月，陰傷液涸，便祕旬餘，緩用增液湯得下，燥矢甚多，後轉潮熱，淸之不解，與調益氣陰，其熱漸退，繼又面目虛浮，用四君五苓法卽消，猶憶前年老友黃君少泉之女公子患濕溫，汗多不解，白㾦不透，經投甘露消毒丹合柴葛解肌法，遂㾦佈熱退。

其四

愷自邇路芝蘭坊十四號大昌興煤號主人戴君文治之夫人，體素孱弱，肝氣多鬱，數年前夏月患濕溫至三候，熱減不退，早輕暮重，苔膩雖鬆未化，暫謂伏氣，每易戀營，而氣鬱必使濕遏，所以熱勢纏綿經久不退也，與管理平硯兄同擬鼈。血拌銀柴胡、香白薇、炒丹皮、黃玉金、野薔薇花瓣、乾蘆根等，以涼營泄熱宣化氣濕，伏邪得解，熱勢隨退，惟經此薰蒸之後，氣陰已經暗耗，邪熱雖退，虛熱纖起矣，改進沙參、石斛、谷芽、遠志等調治二月而瘥。

同年又治昌平路樓夫人濕溫症，初起濕遏熱伏，胸悶嘔噁，苔膩，投以蒼朮、川朴，濕化熱熾，煩躁囈語，除蒼朴加帶心連喬、救苦玉雪丹，清透氣熱，熱勢乃退，停藥後，不數日，忽右脇痛大作，又來寓就診，此係抑鬱傷肝，肝氣挾痰，痰入絡所致，與括蔞、蛤殼、玉金、竹茹、川貝、橘絡、枇杷葉、黃芩、沙參而脇痛即止，便猶未行，以蔞仁、麻仁、郁李仁、增液潤腸，下大便二次，漸得向安。

其五

施君家住康腦脫路北永泰里，服務於杭州錢塘江鐵橋辦事處，前年十月間患濕溫類瘧，經西醫診治無效，因請假返家求治於余，已寒熱一候，午後尤劇，寒則戰慄覆被，熱則體若燔炭，投以柴桂各半湯合甘露消毒丹，四劑後形寒較輕，壯熱煩渴，加生石膏、知母，又四劑則形寒解熱漸退矣，後以和解樞機，芳香甘淡之品，調治而愈。

其六

瑞大煤號王君之令婿裕君咸倓，性賦爽直，素無疾苦，今年霉令，患濕溫症，初由他醫診治，其熱不解，經由王君介紹往診，壯熱煩躁，泛噁便溏，夜有囈語，邪戀氣分，漸有入營之勢，投葛根芩連、合銀翹法，泛噁便溏，均見輕減，而神昏譫語，渴不欲飲，唇焦齒垢，舌苔糙黑，邊尖起刺，溫邪由氣入營，大有燎原之勢，急用鮮生地一兩、鮮鐵皮石斛八錢、牛黃清心丸一粒，二劑後，神識全清，反增氣粗鼻鳴，痰內帶紅，傷陰刼津，絡損血溢之故，遂照前方去牛黃清心丸，加鮮沙參八錢、生石膏八錢、川貝母四錢、黛蛤散八錢、枇杷葉露一瓶，代水煎藥，痰血幸即止，佳苔糙黑漸落，質轉光絳，除黛蛤散加蛤殼、元參、蘆根之屬，至十九天發出白痦一層，營分之熱，雖見清洩，濕尚未化，留戀氣分，因撤前藥，進以柴胡、白薇、青蒿，涼營透痦，白痦滿佈，連及少腹腿股均有，足見溫邪甚重，四候而痦化，熱退，舌生薄苔，惟大便半月未更，未敢貿然攻下，囑購蜜錠塞肛門內，逾時得下燥矢甚多，後調治半月，佐以麥乳精藕粉等，竟告霍然。

又虹口同和當因八一三事變遷至新閘路辛家花園甄慶里十一號，同事姚君患濕溫症，已經三候，白痦滿佈，熱勢早輕暮重，動則汗出，氣陰已傷，邪尚未達，擬沙參、白薇、銀柴胡、青蒿等，生津清溫之法，以臨晚神識昏糊，又加九節石菖蒲、天竺黃一帖，果清，至四候而痦化，惟神疲嗜臥，苔膩未化，不飢不食，邪解而濕困中焦，遂與米泔水浸茅朮、銀柴胡之品，即熱清痦化，欲思飲食矣，後以牛肉汁麥乳精等調治乃起。

余四姨嫂及姪荷芳季文姪女琳芳等，皆先後患濕溫症，均經治愈。

戊　肺病驗案

肺病西醫絕少內治之法，惟人工氣胸術，横膈膜神經切除術及肋膜外胸廓成形術等外科手術，其施於肺病之成績，有效有不效，未能稱爲盡善，早爲社會所習知，然則肺病果絕對無根治之法乎，余早年曾患肺病二載，經用國藥營養療法治愈，後曾依法施諸數十肺病人，多數獲效，其平均成績，超出一切療法之上，然後余乃確認營養療法，實為近世治肺病之惟一特效方法，蓋營養療法，具有扶助體元，增進抵抗之能力，於不知不覺間，能無形消滅癆菌，卽最低限度，亦能促進病竈周圍結締織之增殖，包圍癆菌，癆菌失却生存條件，逐漸歸於消滅，今將肺病之主要見症，及對症主藥，臚列於後，管窺之見，幸教正焉。

欬嗽——欬嗽為一種反射徵象，切忌止住，當以潤肺為主，所謂潤肺者，卽安寧肺葉也，藥如麥冬、百部、沙參、石斛、肺露、枇杷葉等，有痰者加入化痰之品，如杏仁、貝母、橘紅、遠志、桔梗等。

咯血——咯血與欬嗽有連帶關係，欬則肺部震動，血管易於破裂，而發生咯血，其已咯血，而欬仍不止者，則破裂處不易凝固，咯血之後，熱易增高，其病勢必因此增進，而體力亦隨之衰弱，肺病咯血，多由欬起，其色鮮艷而帶泡沫狀，與胃血之血色紫暗雜有食物渣滓者迥異，藥如十灰丸、生地、阿膠、黛蛤散、麥冬、百部、側柏葉、藕節、丹皮、旱蓮草等。

發熱——發熱為肺病必有之現象，初起熱度並不甚高，或竟不自知，有時但覺手心灼熱耳，若欬劇而不發熱者，爲肺病輕症，發熱漸起漸退，病勢較重，若熱度高而連續不斷，爲病勢重篤，正在進行，耗灼津液，甚此爲屬藥如地骨皮、靑蒿、丹皮、知母、炙鼈甲、功勞葉、生地等，陰傷甚者，加石斛、元參、沙參、麥冬、洋參等。

盜汗——盜汗多兼骨蒸發熱，然骨蒸發熱，並不因盜汗而稍減退，且盜汗不止，衰弱益甚，反能促進熱度增高，藥如癟桃干、穭豆衣、牡蠣、小麥、靑蒿、地骨皮等。

陳君師誠治肺驗談

按肺癆一症，其致病原因，約分原發性續發性二種，結核菌由空氣傳染者，由遺傳者由食物中帶入者，由性交或接吻而傳染者，皆原發性也，先由關節骨皮膚淋巴腺腸喉泌尿生殖器結核不愈，而波及肺臟者，皆續發性也，無論其原發續發，凡元氣衰弱者，易患此症，蓋其本身之抵抗力薄弱，結核菌易於侵襲蕃殖也，西醫治病，多用直接醫療法，殺肺結核菌之特效藥，既尙未發明，故遇此症，遂致束手，不得已而注重於飲食起居等療養方法，蓋以消極的設法，培養其本原，使其抵抗力增强，以冀結核菌之自斃耳，中醫治病多用間接，故有隔一隔二等種種治法，如知肝病而先實脾，知子病而先培其母，讀傷寒金匱，可以知其梗概，故治肺癆，非直接殺其結核菌，乃間接增强肺之抵抗能力，抵抗力强則菌不待藥而自斃，較之消極的起居飲食上討消息，不較愈萬萬耶，外台千金、不少治肺良方，用得其宜，效如桴鼓，限於時間，未遑詳述，即如程君本篇所舉諸案，已足應用而有餘，茲再介紹治肺癆方數則如左。：

(一)肺炎加答兒時期，用小柴胡湯加減。

(二)貧血甚，呈萎黃病狀者，當歸芍藥散，黃耆建中湯、黃耆桂枝五物湯，均可選用。

(三)慢性喉頭加答兒之症狀時，可用半夏厚朴湯、橘皮竹茹湯、麥門冬湯等。

(四)初期咯血者，用瀉心湯、黃連阿膠湯、桃核承氣湯、麥門冬湯、炙甘草湯、苦參湯人參湯、甘草干姜湯、側柏葉湯。

以上所述，僅及梗概，欲窺全豹，須究根源，程君所論均極透澈，忘誌數語，不將遺笑大雅乎。

其一

余幼年敬業同學，吳君梅友，原籍廣東，前年以經商來申，重得首叙，蓋濶別已逾十載矣，某日晚忽來寓，謂欬已半月，近見痰內帶血、脇痛咽干，心殊恐怖，曾踵某西醫專家之門，斷爲肺癆第二期，須住院療養，半載方許有效，吳君惑甚，特來求治於余，余曰此係秋燥襲肺，欬甚傷絡，故血溢也，仿清燥救肺湯加旋覆、新絳、黛蛤散、側柏葉、茜草根、旱蓮草與服，並允其診治，囑毋恐，二劑後果血止欬減，咽干亦潤，改用去風清燥助化痰熱之品，如牛蒡兜鈴、川貝、杏仁、遠志、枇杷葉等，而欬嗽除，惟夜寐不安，形神消瘦，投以生地、麥冬、阿膠、百合、元參、柏子仁、棗仁、夜交屯、百部等，返里調養，半月後，又來書云，照方接服十餘劑，寐已安，甯體重增加，但覺左膺脇有時隱痛爲慮耳，覆方與當歸、白芍、熟地、瓊玉膏等，蓋肺經肅化有源，則絡熱自清矣；勸其毋過慮，少勞動，多靜養，努力加餐，後卽痊愈，今已康健逾恆。

其二

老友黃君少泉之令親李國堂君，留學美國，回國後供職於海軍部，其夫人患欬載餘，頗爲憂慮，前年冬特陪同來滬求醫，經黃君介紹，就診於余，夫人年三十餘，素體虧弱，未曾生育，欬嗽時輕時劇，口乾嗌燥，顴紅升火，夜寐盜汗，脉象細弦，舌紅苔薄，明係血少陰虧，肝旺肺弱之徵，先擬補肺阿膠加桑皮、小麥、地骨皮之品，續進沙參、石斛、元參、麥冬、穞豆衣、生地、珠兒參等二月後潮熱盜汗若失，欬減十之七八，復因春寒異常，肺弱冒風，以致欬嗽又劇，脘中作脹，即盡徹前藥，用去風宣肺順氣化痰之劑，如前胡、蟬衣、蘇子、蘇梗、半夏、橘絡、杏仁、象貝、玉金、雲苓等，數劑後，加入款冬、枇杷葉、以肅肺清化，二旬而始解，可見虛體祛邪之難，有病者可不慎乎，後以參朮瓊玉膏等複入前滋養劑中，欬遂全止，形神漸振，囑其常服燕窩，加意養息，半載後，復過於黃君處，已雍容煇發矣。

其三

友人袁君宗耀之姑母，即汪軼羣君夫人，住戈登路西摩路萬福里七號，先是袁君患衰弱症，經余治愈，因是介紹來寓診治，初祇脘脹噫噯，惟有時頭眩烘熱，虛損狀態已經微露，姑擬柔肝理氣和胃養陰法，隔半月袁君來廣，邀余往診，大便已旬日未更，掌熱顴紅，盜汗陣出，徹夜不寐，虛勞現象不一而足，先用養陰潛陽，斂汗安神，而汗止熱減，繼用大劑滋陰補血，病乃小愈，遂停藥，旬未日陡然神識昏昧，氣促息微，聲音低啞，面白如紙，頭暈目眩，自汗如雨，遍身骨軟如酥，絲毫不能動彈，僅一息尚存，維繫生命而已，闔家恐慌，視爲絕望，急投扶正潛陽鎮攝納氣之品數味，以救目前之危，徐徐灌呷，漸覺神清氣平、幸獲覆杯而安，繼以大劑扶正養陰輕重加減長期飲藥，計數十劑，虛癆症狀，逐漸消除，囑常服鷄汁鷄蛋牛乳等飲食，養息數月，沉疴竟起。

己　胃病驗案

胃病起因，或由過冷過熱，烟酒損害，或由悲哀動中，憤怒傷肝，均足以妨害消化，減退食慾，引起胃痛等症，患者首宜淡薄滋味，怡情適懷，避免刺激，尤須飲食有節，則庶幾近之。余所治胃病，無慮千計，茲錄一案，以備一格。

其一

友人甄成諧君之太夫人，年正花甲，初起肩胛痠痛，不能抬舉，連及項頸強直，進以葛根荊防，項強較利，續與桂枝、秦艽、羌獨活、當歸、赤芍、桑枝、丹參等即愈，忽然脘痛大發，痛甚肢冷汗出，點滴不入，初由寒入經絡，今則寒氣犯胃，引動宿疾，症非輕淺，因思女子胃痛，多兼肝氣，即用溫胃洩肝之劑，如桂心、吳萸、茴香、金鈴、沉香、鬱金、刺猬皮、良附丸等，二劑而痛止進食矣，惟恙久根深，勢非旦夕能痊，欲圖根株，尤須長期飲藥，爲訂長方，製丸代煎，今已二載，未見復發，蓋已根除矣，又診朱錫鏡君之長世兄及新閘路吳君胃痛，均經治愈。

庚 痢疾驗案

痢疾一症，多發於夏秋之間，總由濕熱積滯，阻遏腸臟而成，痢必腹痛後重，澼澼有聲，其最普通者，分紅白二種，或泛假而成血痢五色痢噤口痢休息痢，則爲惡候險症，或致纏綿不愈，或竟不治，除此之外，有癃痢痢者，則當先治其癃，不可專攻裡積，書所謂表解而裏自和，待表熱一退，然後治痢，較易爲力矣。

其一

姚君麟書服務於工部局醫務處，素來腎虧脾虛，腸胃薄弱，去年秋間，忽患血痢，後重氣滯，血色鮮紅，日夜次數甚多，姚君恐懼特甚，余以芩芍湯合戊己丸加味，三劑而次數隨減，血仍不止，去戊己丸，加駐車丸，地榆炭，槐花炭進服，血竟全止，轉爲便溏，惟經此血痢之後，正氣大傷，神疲色萎，形肉瘦削，後以補中益氣，加歸芍、益智仁、補骨脂、灶心土等，調治而愈，前年又治天津路鴻仁里大賚錢莊葉沅甫君花甲患痢，次數無度，經治幸即轉機，匝月乃起，亦幸事也。

辛　水腫驗案

水腫一症，鄉村多於城市，緣脫力勞傷，營養缺乏而成者居多，患者當先淡味自甘，常煮服赤豆落花生，或粥內調食糠衣等，則腫退尤速。

其一

友人劉春華君令戚閻君，因病來滬就醫，寄居劉府，由劉君介紹來診，面浮足腫，一身盡腫，小溲不利，形色萎黃，初用袪風化濕之品無效，改進五皮飲加桂附，連服數劑，小溲即利，腫勢亦消，腫後繼病瘧疾，與柴桂各半合草菓、常山等，其勢減而不退，加黨參、黃耆以扶正達邪，瘧疾始解，再與四君合二陳常服，體元漸復，顏華色澤矣；猶憶余初行醫時，診顧順芳表弟水腫，腫勢甚劇，兩目合縫，陰囊亦腫，投五苓去朮加麻黃、防己，以發汗利水法而愈，淡味匝月，至今未見復發，足見腫脹一症，切戒厚味也。

壬　厥症驗案

厥症原由多端，約略言之，有食氣血寒熱虫積等因，惟虫積一症，尤其小兒所獨多，其中有一因獨發者，有二因或數因合病者，且當厥之時，（如中風中氣中暑中寒暴厥等）病家切勿驚慌呼喚移動，以閉其氣，然後設法挽救，有突變枉逝者，皆病家之誤也，可不慎哉。

其一

赫德路福煦路口福德坊五弄二十號李寶寶，體肥痰盛，去年一月間，忽然迷睡，神糊，哭泣無淚，受寒挾痰互阻所致，投以疏化開竅，先香保赤散二瓶，（京都達仁堂出售）磨只實八分磨鬱金八分，服後頓瀉粘痰甚多，迷睡即醒，三劑而全瘥，後令常服猴棗粉以袪痰。

其二

東京路五福里吳寶寶，五歲，初起寒熱，腹痛，陡變神識呆鈍，兩目直視，面青肢冷，此係邪食挾痰，氣機閉塞，急取琥珀抱龍丸一粒，研末開水吞下，煎服胆星、保和丸、豆鼓、姜夏、等，即甦。

其三

余姪萬芳生甫二歲，癎厥屢發，發則兩目上視，口眼牽斜，四肢拘緊，不省人事，投以開竅重鎮之品，隨手而效，惟數載以還，根除爲難，曾以五癎丸合滋陰甯神湯熬膏常服，今猶未見復發。

癸　精神病驗案

夫歐美日本之論精神病學，有別爲先天性者，白癡愚鈍是也，有別爲後天性者，色狂妄想癡痳癲癇動脈化硬中毒中酒是也，神經衰弱，恍惚錯亂者，謂之疲憊性，躁急憂鬱偏執者，謂之感情性，臟燥恐怖舞蹈者，謂之神經性，所列症狀，有感覺知覺之錯妄，理解作用之障礙，感情之反常，意志之突變等，其病理與吾國癲狂癡呆癎厥健忘驚悸怔忡失眠諸症，往往小異而大同，顧病之屬於魂魄變幻鬼神邪祟者，西醫往往以心理作用混括之，不知魂魄鬼神，非但確有其病，且復確有其治，與精神病關係至鉅，事實俱在，非可誣也。

其一

顧泉生母舅至友潘華孝君，服務於南京路保安坊大生紗廠辦事處，垂十餘年，年三十許，爲人謹厚，篤信佛教，長齋茹素，居恆默默，不拘言笑，前年冬曾經痙厥，投以重鎮清肝之品而安，去年交冬，舊疾復發，忽然不省人事，兩目直視，手足抽搐，痰鳴氣粗，當此之時，湯藥難進，急與眞馬寶壹分，猴棗粉壹分，眞珠粉壹分，開水灌下，逾時得吐粘痰甚多，氣急略平，神識少甦，翌晨投以牛黃清心丸、礞石滾痰丸等，並請丁師商診，繼進清心安神平肝化痰之劑，險象已逾，惟覺神思恍惚、記憶薄弱，夜不安寐，良由平素思慮過度，腦力不足，迺因滬變，憂鬱傷肝，肝風肝陽挾痰火并走於上，心神被蒙，靈機堵塞，故陡然痙厥也，幸經開洩，得以化險入夷，但心神已耗，一時不易恢復耳，再進保心安神丹及補腦滋肝之品，以善其後。

醫家程國樹診例

時間　門診　上午九至一時
　　　出診　下午一時後

診金　門診　六角
　　　出診　二元八角　三元八角　四元八角
　　　　　　過早過晚加倍　附診照門診例

診所　麥根路西首康腦脫路三十九弄(三德坊)
　　　十九號電話三四〇〇四

中華民國二十七年八月初版

疾病飲食指南（全一冊）

定價國幣叁角

編著者　程國樹

出版者　中國醫學研究社

發行處　麥根路康腦脫路三十九弄（三德坊）十九號
電話三四〇〇四

書名：疾病飲食指南 附 煎藥常識、治驗錄
系列：心一堂・飲食文化經典文庫
原著：程國樹
主編・責任編輯：陳劍聰

出版：心一堂有限公司
通訊地址：香港九龍旺角彌敦道六一〇號荷李活商業中心十八樓〇五一〇六室
深港讀者服務中心：中國深圳市羅湖區立新路六號羅湖商業大厦負一層〇〇八室
電話號碼：(852) 67150840
網址：publish.sunyata.cc
淘宝店地址：https://shop210782774.taobao.com
微店地址：https://weidian.com/s/1212826297
臉書：https://www.facebook.com/sunyatabook
讀者論壇：http://bbs.sunyata.cc

香港發行：香港聯合書刊物流有限公司
地址：香港新界大埔汀麗路36號中華商務印刷大廈3樓
電話號碼：(852) 2150-2100
傳真號碼：(852) 2407-3062
電郵：info@suplogistics.com.hk

台灣發行：秀威資訊科技股份有限公司
地址：台灣台北市內湖區瑞光路七十六巷六十五號一樓
電話號碼：+886-2-2796-3638
傳真號碼：+886-2-2796-1377
網絡書店：www.bodbooks.com.tw
心一堂台灣國家書店讀者服務中心：
地址：台灣台北市中山區松江路二〇九號1樓
電話號碼：+886-2-2518-0207
傳真號碼：+886-2-2518-0778
網址：http://www.govbooks.com.tw

中國大陸發行　零售：深圳心一堂文化傳播有限公司
深圳地址：深圳市羅湖區立新路六號羅湖商業大厦負一層008室
電話號碼：(86)0755-82224934

版次：二零一七年十月初版，平裝

定價：港幣　七十八元正
　　　新台幣　二百九十八元正

國際書號 ISBN 978-988-8317-87-5

心一堂微店二維碼

心一堂淘寶店二維碼